요즘 말 알아보기

아래 단어를 따라 써 보고 뜻을 알아보세요.

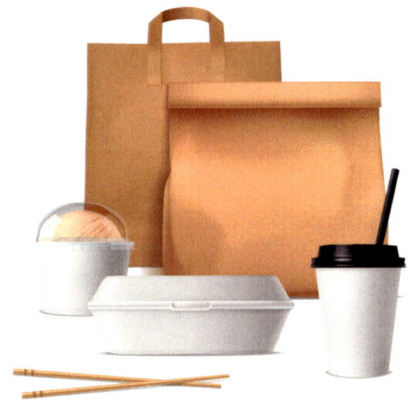

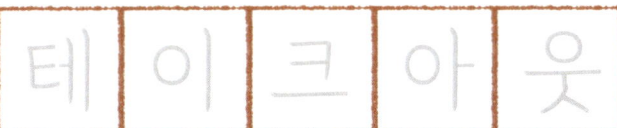

테이크아웃은 조리가 끝난 음식물을 식당 내에서 먹지 않고 포장하여 가지고 가거나, 음식을 포장 판매하는 방식을 말합니다.

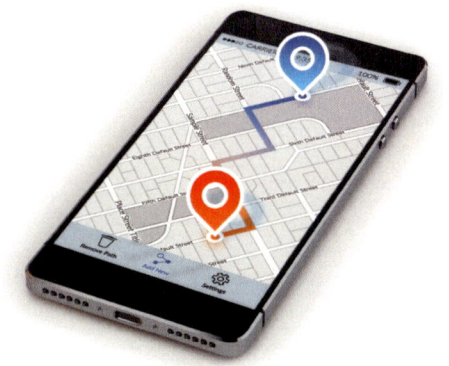

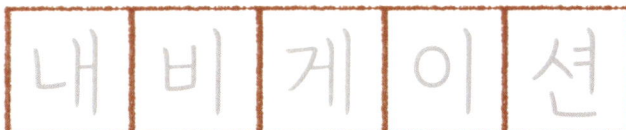

내비게이션은 지도를 보여주거나, 지름길을 찾아주어 운전이나 길을 찾는 데 도움을 주는 장치를 말합니다.

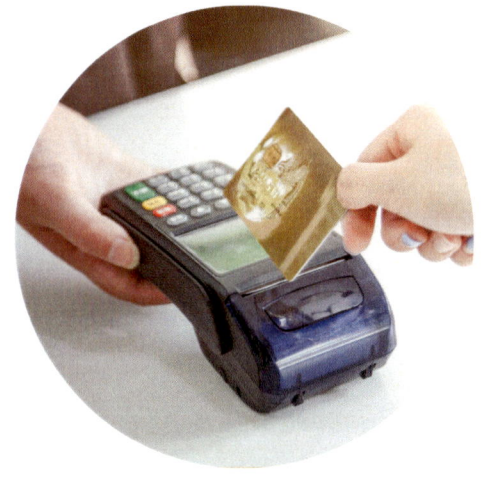

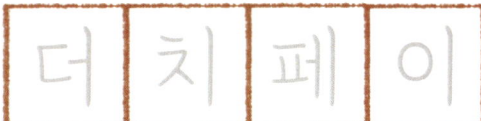

더치페이는 식사 등의 비용을 각자 부담하는 것을 말합니다.

채소의 이름

빈칸에 알맞은 글자를 써넣어, 채소의 이름을 완성해 보세요.

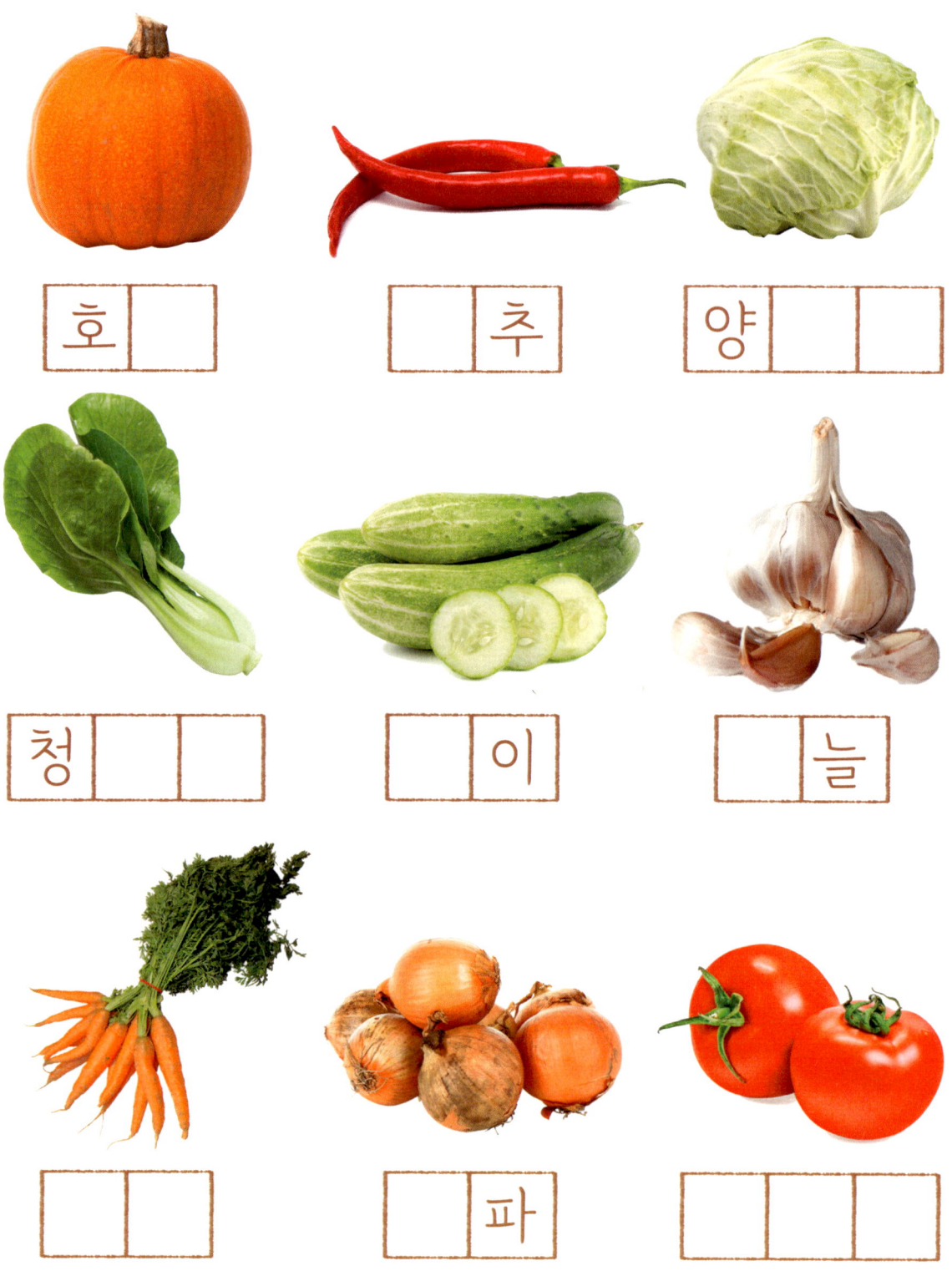

사고력 훈련 　　　　　　　　　　　　　년　월　일　요일

분리수거하기

재활용품들을 알맞은 전용 수거함에 선으로 연결해 보세요.

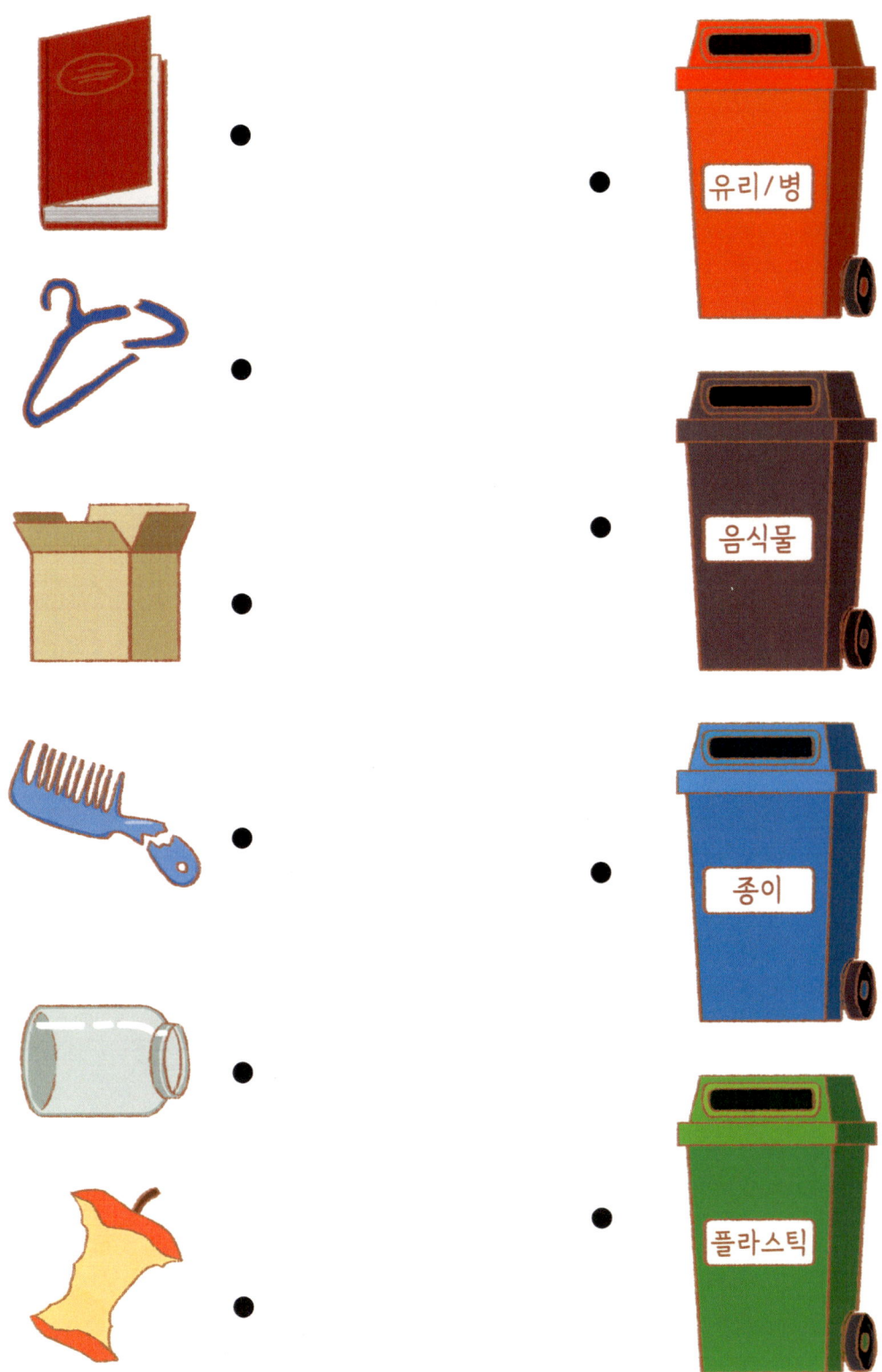

그림 색칠하기

아래 그림을 원하는 색으로 자유롭게 색칠해 보세요.

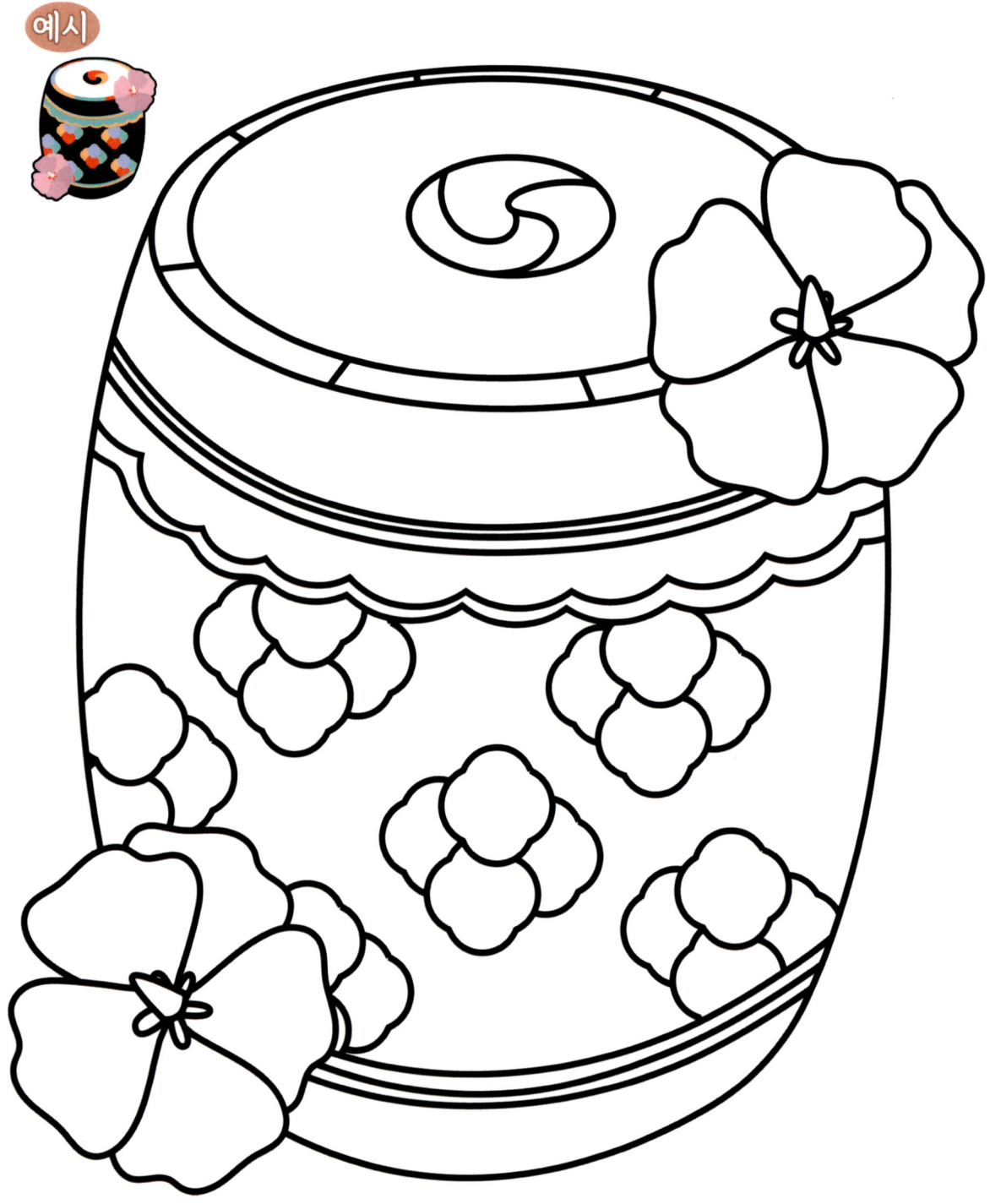

계산력 훈련   년   월   일   요일

음식의 재료비

음식의 재료비가 각각 얼마나 나왔는지 빈칸에 적어보세요.

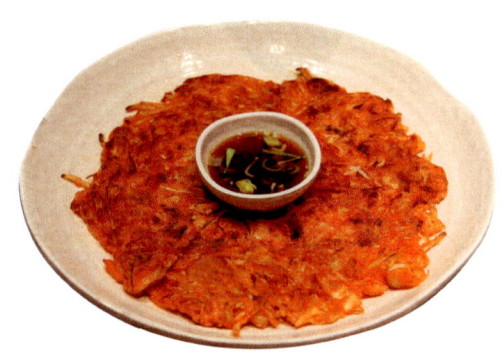

✽ 김치전 ✽

김치 2,500원   참치캔 1,200원
식용유 5,000원
부침가루 3,500원

총 재료비 [   ] 원

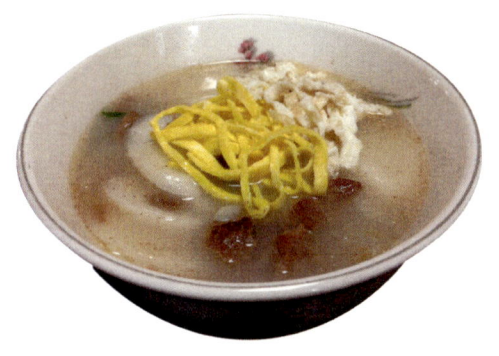

✽ 떡국 ✽

떡국떡 4,000원   마늘 2,000원
국간장 3,900원   액젓 4,000원
소고기 10,000원

총 재료비 [   ] 원

가장 저렴한 재료는 어떤 것인가요?   정답: _____

가장 비싼 재료는 어떤 것인가요?   정답: _____

어떤 음식에 재룟값을 더 많이 썼나요?   정답: _____

단어 해석하기

<보기>를 참고하여 빈칸에 올바른 글자를 적어보세요.

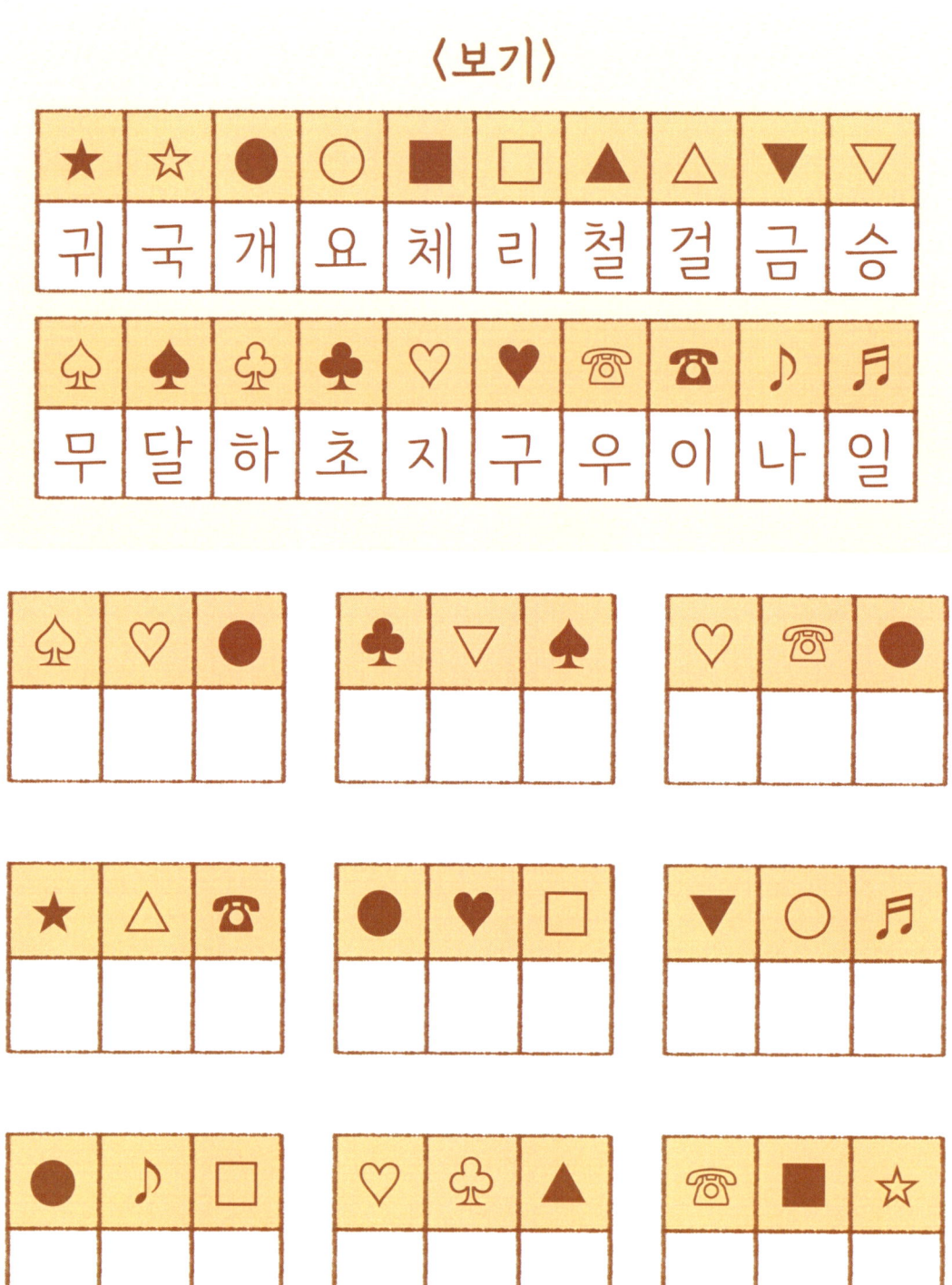

기억력 훈련   년   월   일   요일

여행 일정 1

부부의 여행 일정을 잘 기억하고, 다음 장으로 넘어가세요.

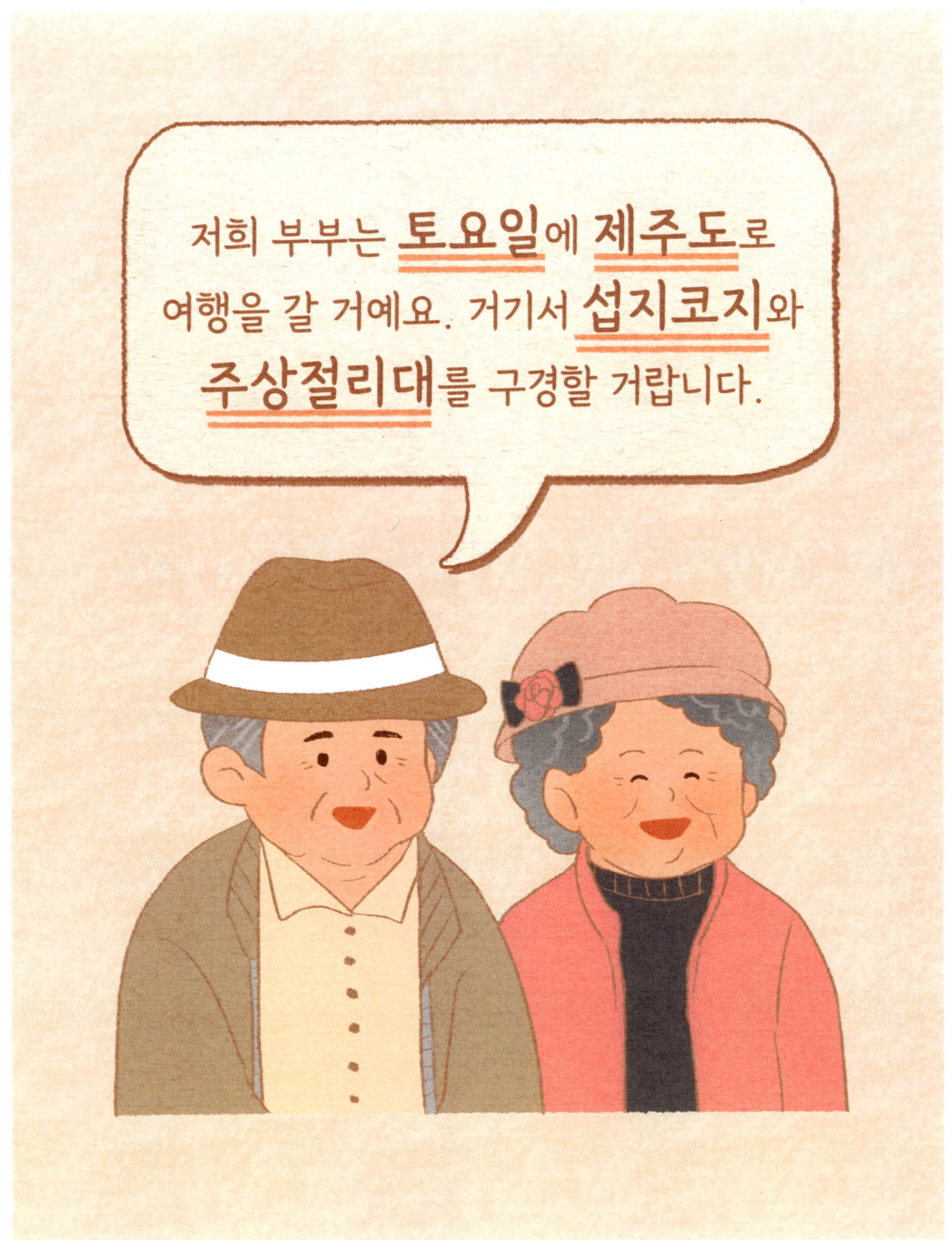

여행 일정 2

앞 장을 잘 기억해 보고, 알맞은 여행 일정을 찾아 동그라미 해보세요.

무슨 요일에 가기로 했나요?

❶ 월요일   ❷ 화요일   ❸ 수요일   ❹ 목요일
❺ 금요일   ❻ 토요일   ❼ 일요일

어느 곳으로 여행을 가기로 했나요?

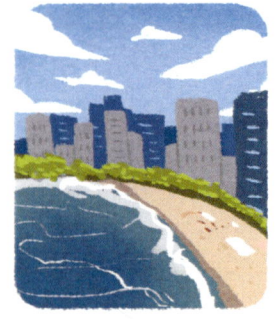 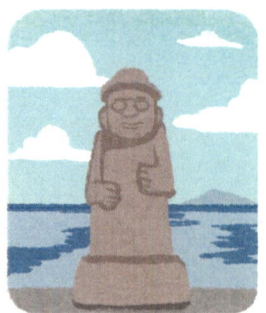 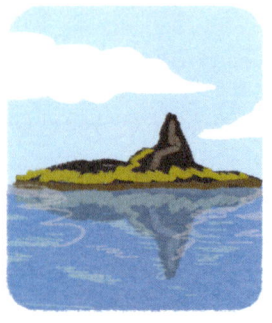 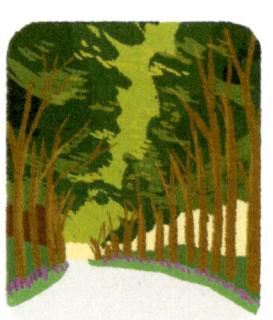

부산   제주도   울릉도   담양

여행지에서 구경하기로 한 장소를 모두 동그라미 해보세요.

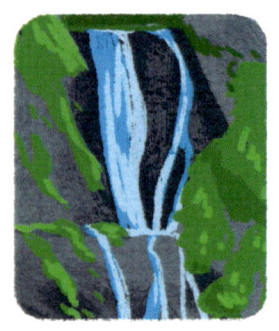 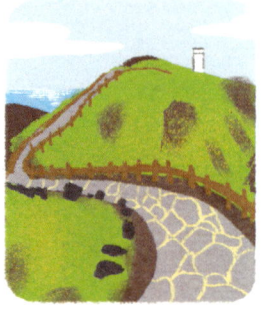 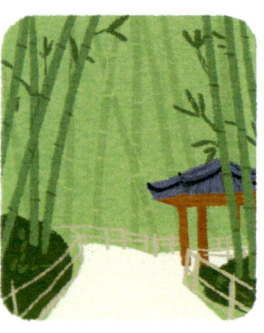 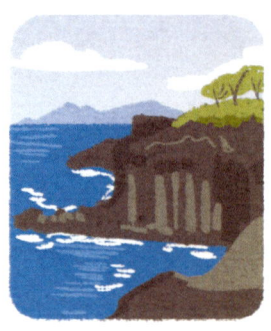

봉래폭포   섭지코지   죽녹원   주상절리대

현실감각 훈련

계절에 어울리는 단어

<보기>의 단어들을 어울리는 계절에 적어보세요.

<보기>			
눈썰매	진달래	난로	털장갑
코스모스	수박	추석	벚꽃
단풍	연탄	에어컨	민들레
선풍기	송편	나비	개나리
아이스크림	김장	도토리	물놀이

✱ 봄: _____

✱ 여름: _____

✱ 가을: _____

✱ 겨울: _____

끝말잇기 미로

끝말잇기로 길을 찾으며 도착까지 가보세요.

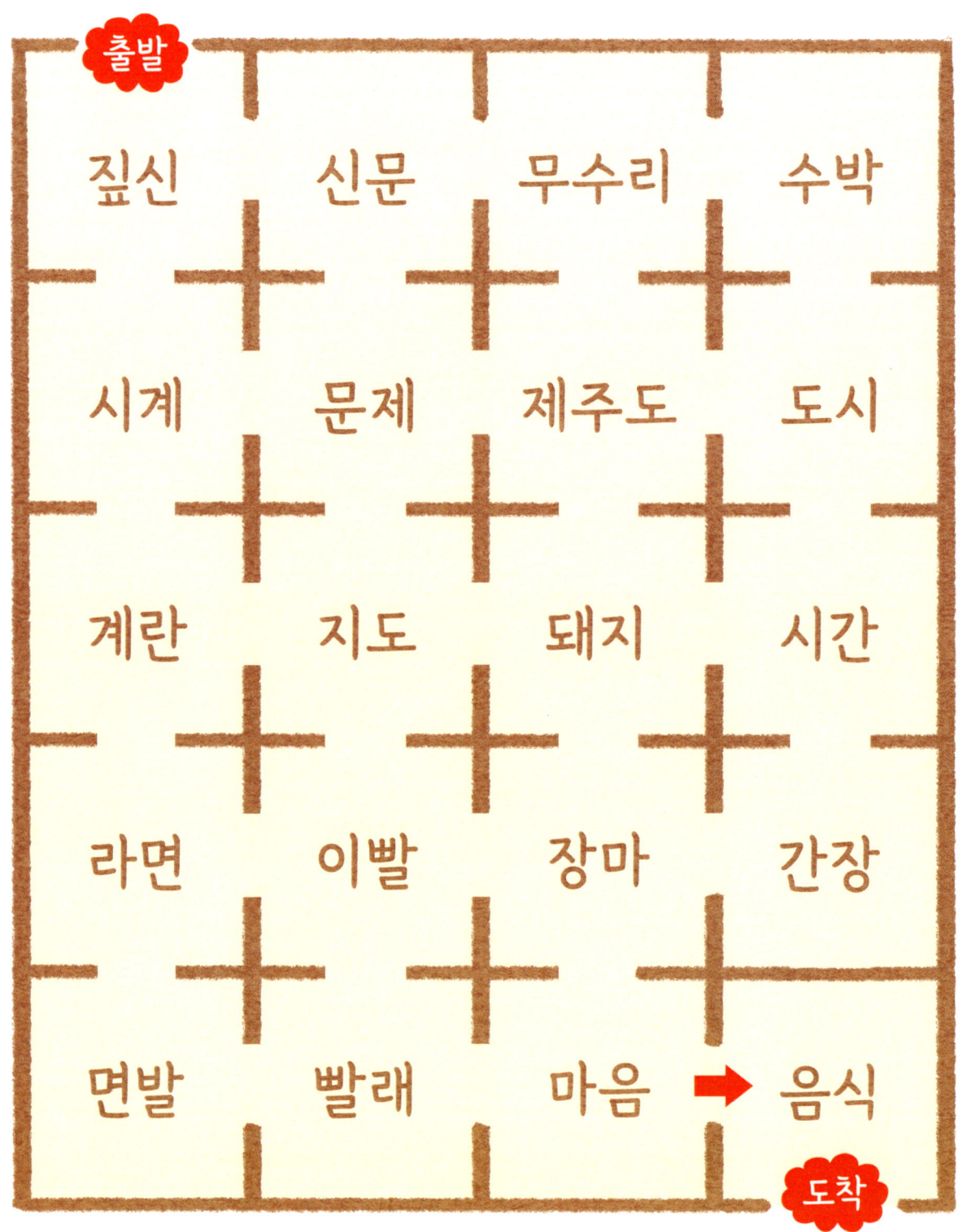

사고력 훈련 년 월 일 요일

직업과 일터 연결하기

직업에 알맞은 일터를 선으로 연결해 보세요.

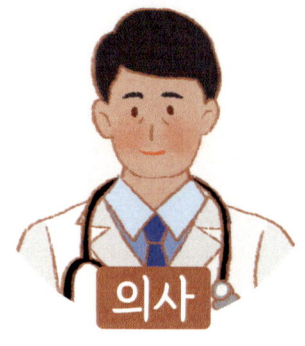
•   • 경찰서

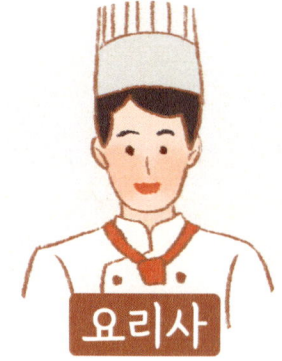
•   • 소방서

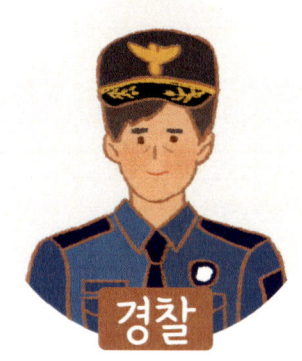
•   • 병원

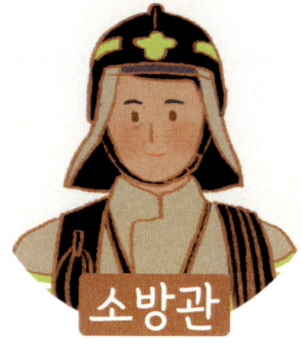
•   • 식당

같은 자리 같은 모양

왼쪽 그림을 보고 오른쪽에 똑같이 따라 그려 보세요.

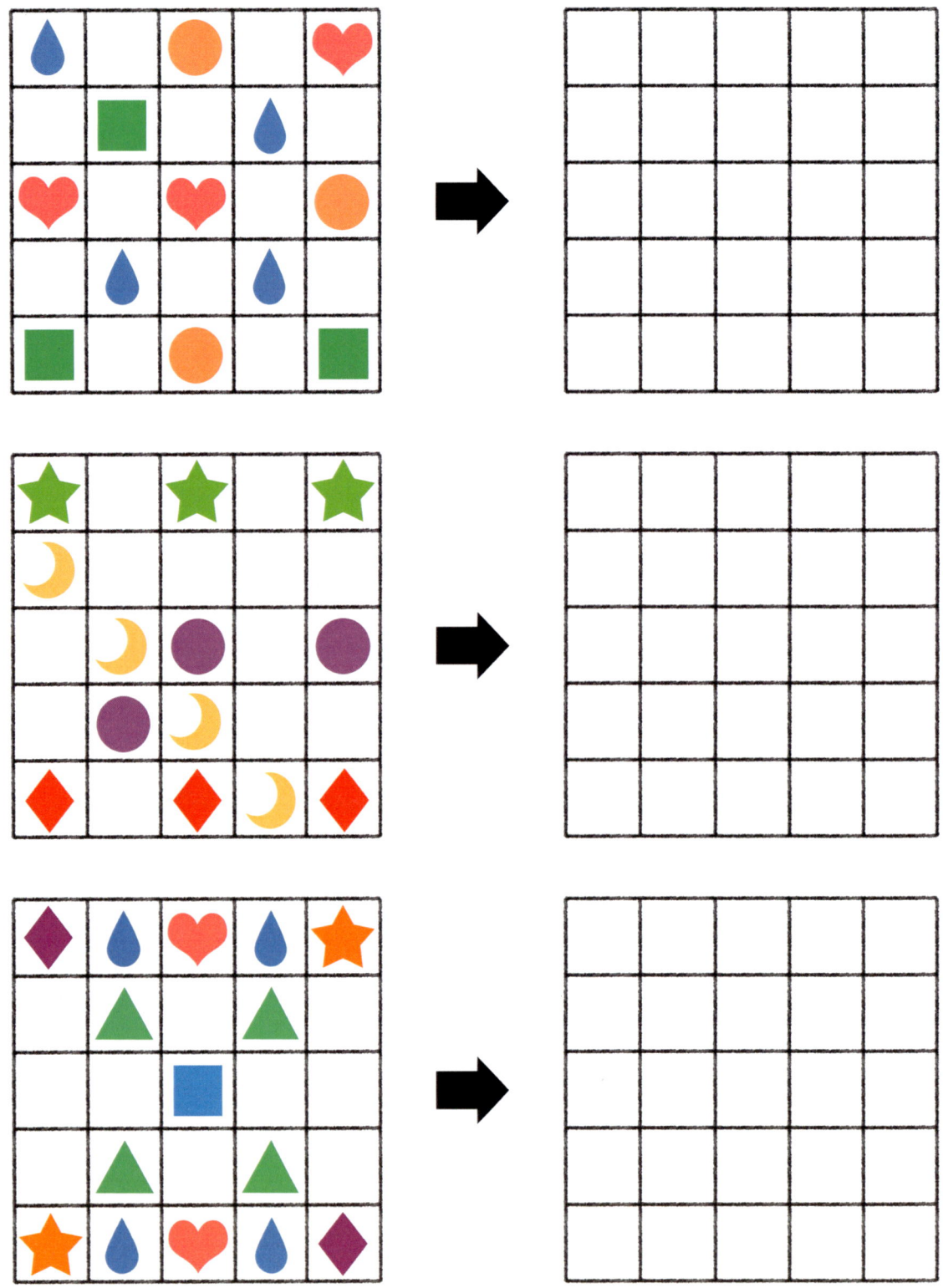

계산력 훈련

동전 세기

각각의 동전 지갑에 얼마가 들어 있는지 빈칸에 적어보세요.

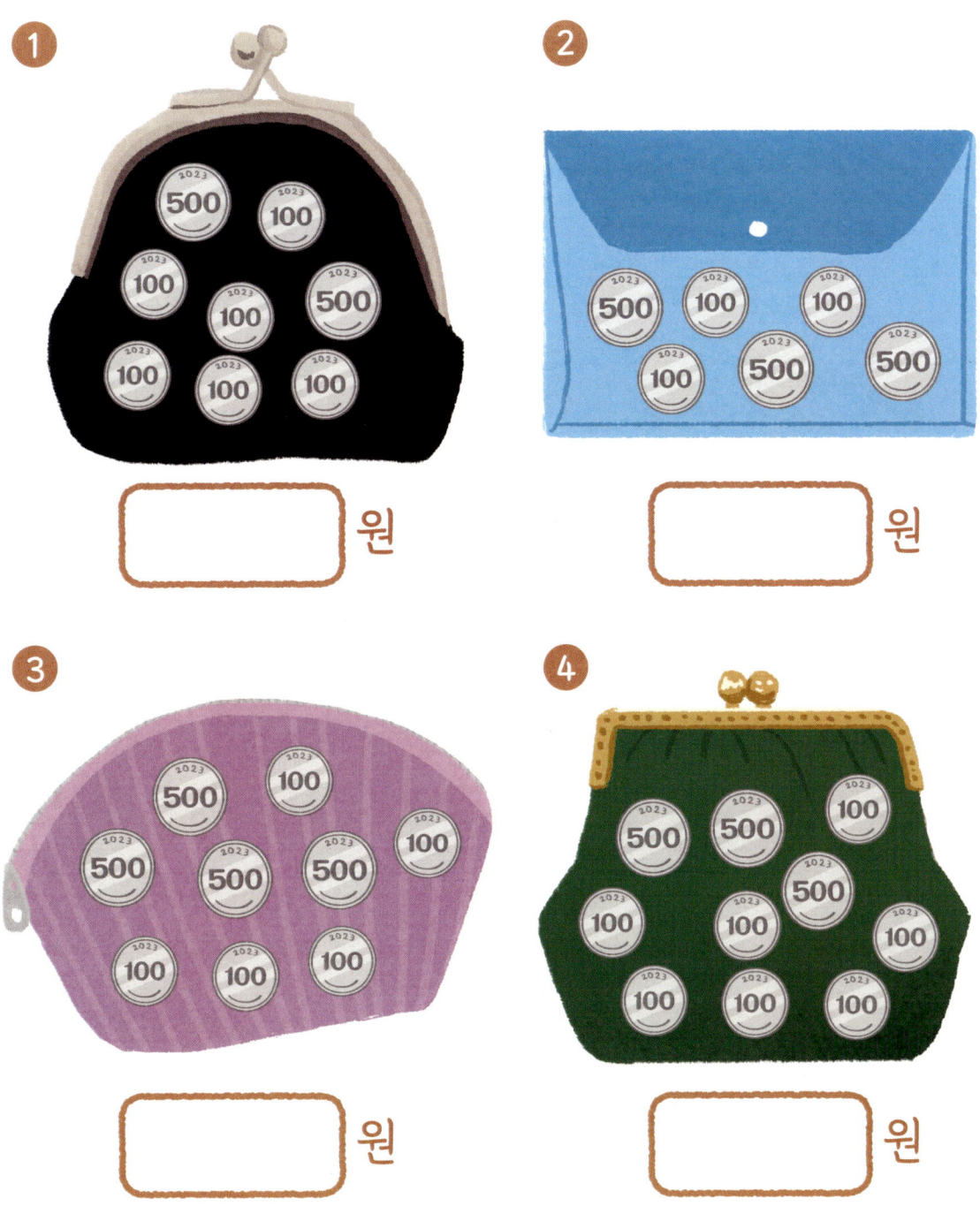

몇 번째 동전 지갑에 돈이 가장 많이 들었나요?   정답: _____

같은 그림 연결하기

같은 그림이 3개 이상 연결된 그림을 모두 찾아 선으로 연결하세요.

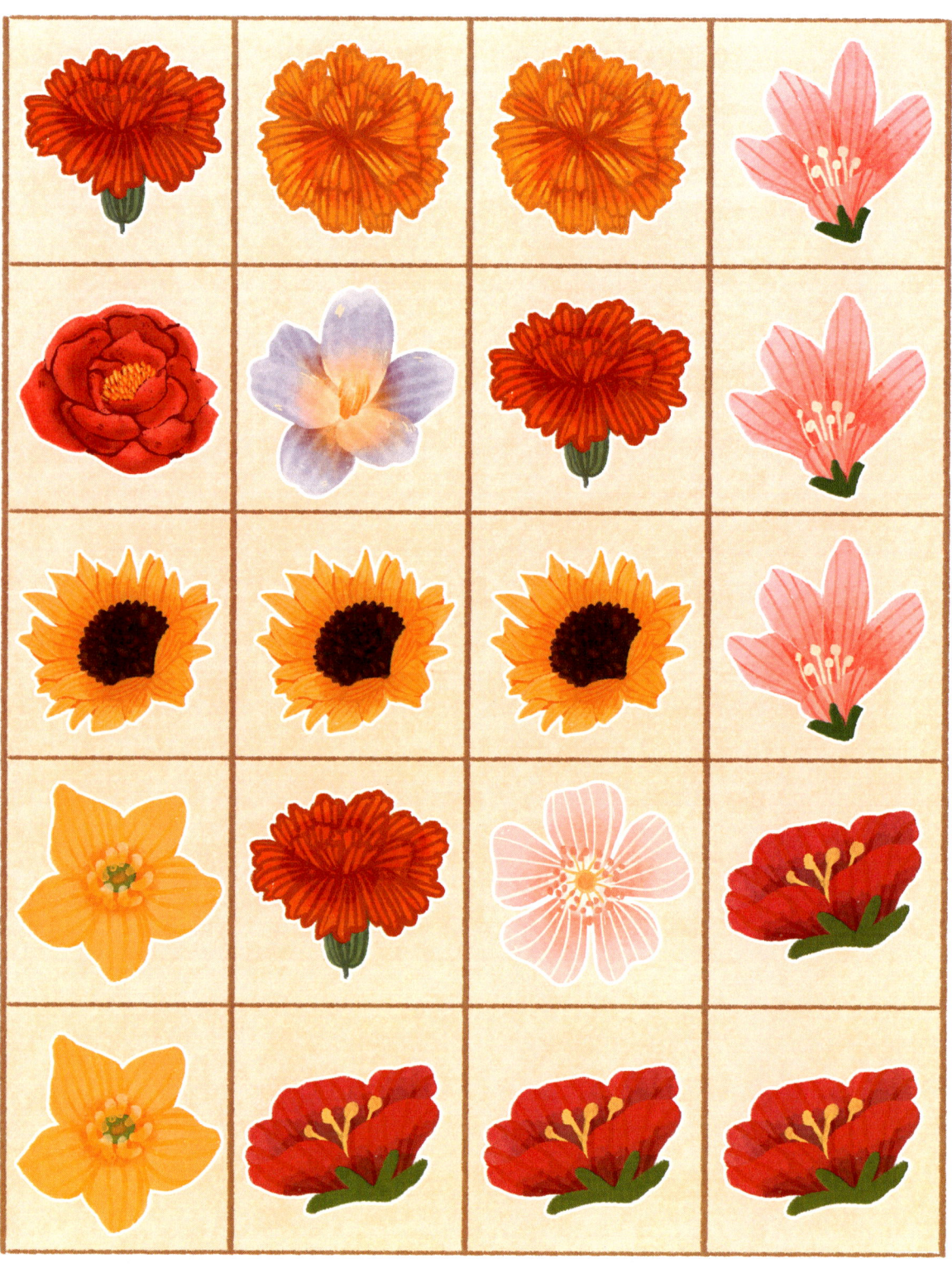

단어 선잇기

단어를 완성하고, 단어와 일치하는 그림을 찾아 선으로 연결해 보세요.

곳 • • 기 •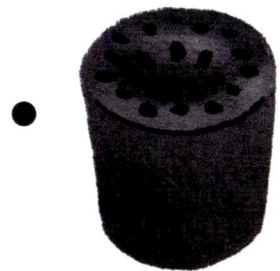

연 • • 감 •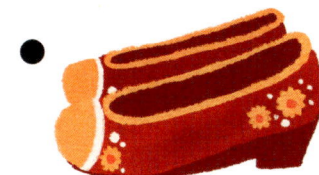

제 • • 탄 •

절 • • 신 •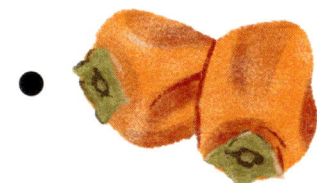

꽃 • • 구 •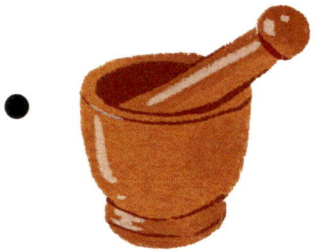

반쪽 그림 그리기

대칭으로 그림을 완성한 후, 원하는 색으로 색칠해 보세요.

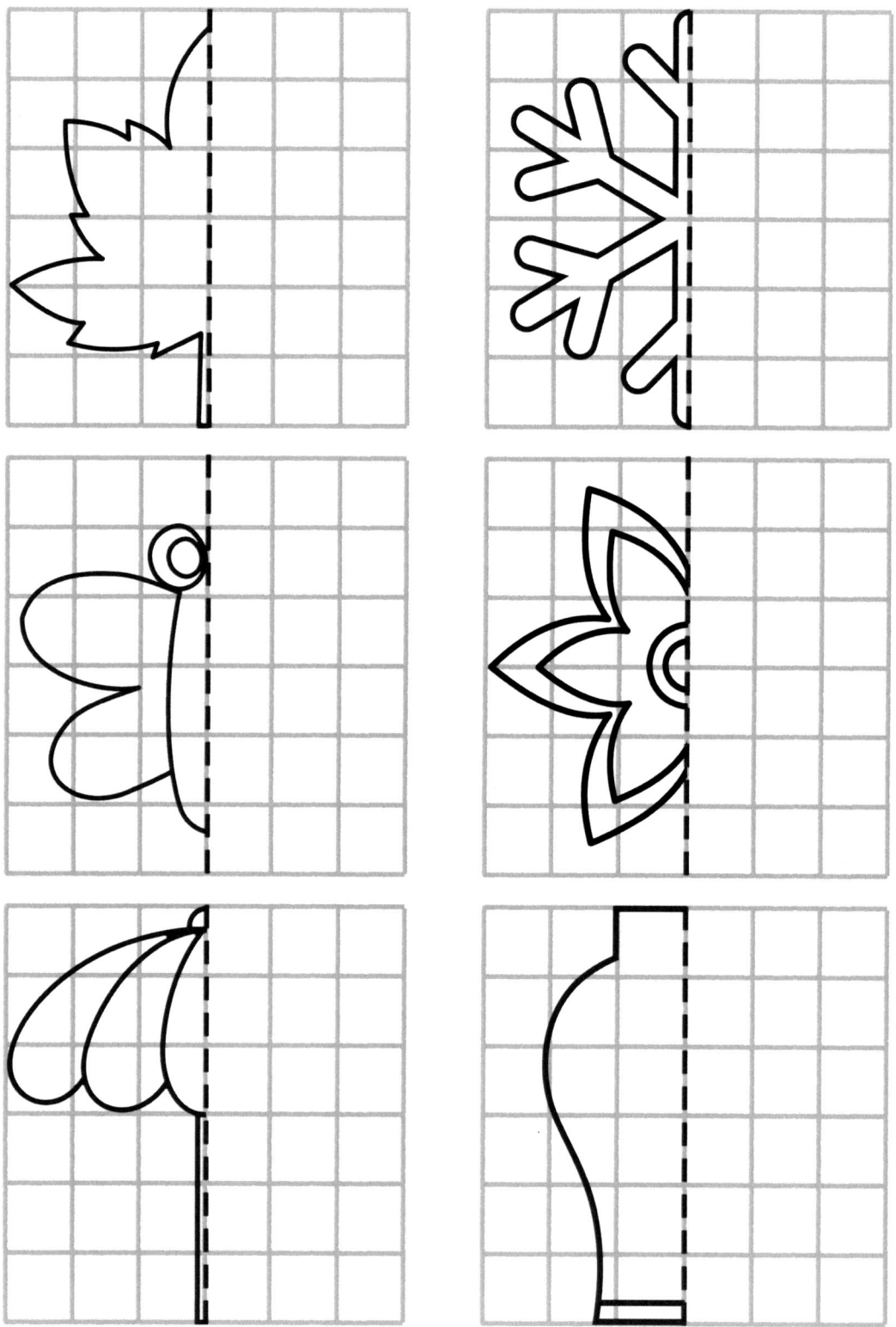

계산력 훈련

더하기 미로

합이 7이 되는 상자만 색칠하며 도착까지 가보세요.

출발 5+2	1+6	4+3	1+3	1+8	2+4
2+3	1+5	7+0	5+3	6+2	1+2
0+5	6+3	2+5	0+7	3+4	5+3
1+4	8+3	7+1	3+3	6+1	4+4
9+3	5+2	4+3	0+7	2+5	4+6
8+1	3+4	3+1	5+6	4+2	7+2
1+1	1+6	5+2	7+0	4+3	도착

사고력 훈련

음식과 음식 재료

음식에 들어간 재료를 찾아 선으로 연결해 보세요.

  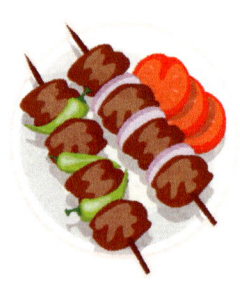

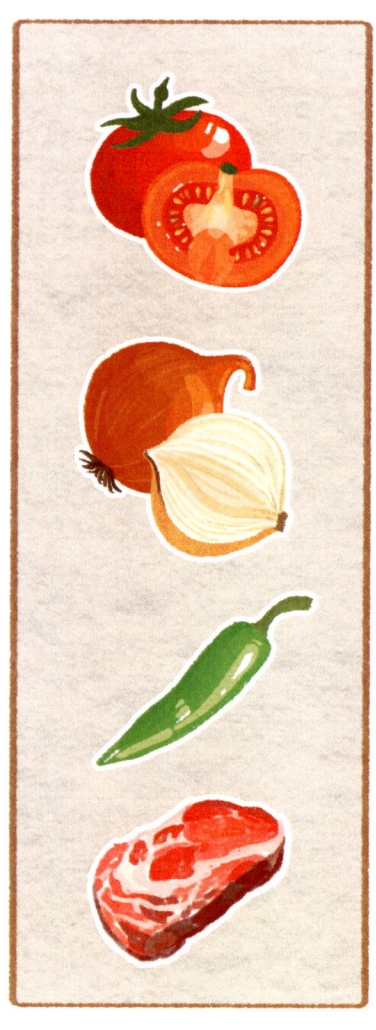  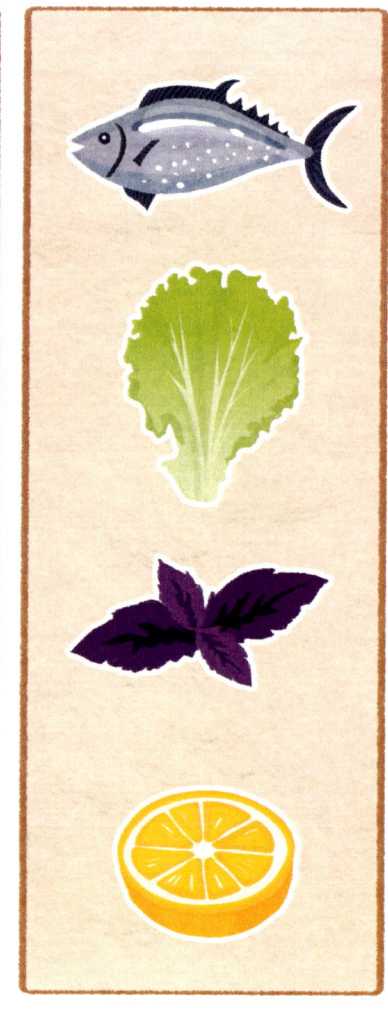

규칙 따라 길 찾기

아래의 규칙을 따라 출발에서 도착까지 가보세요.

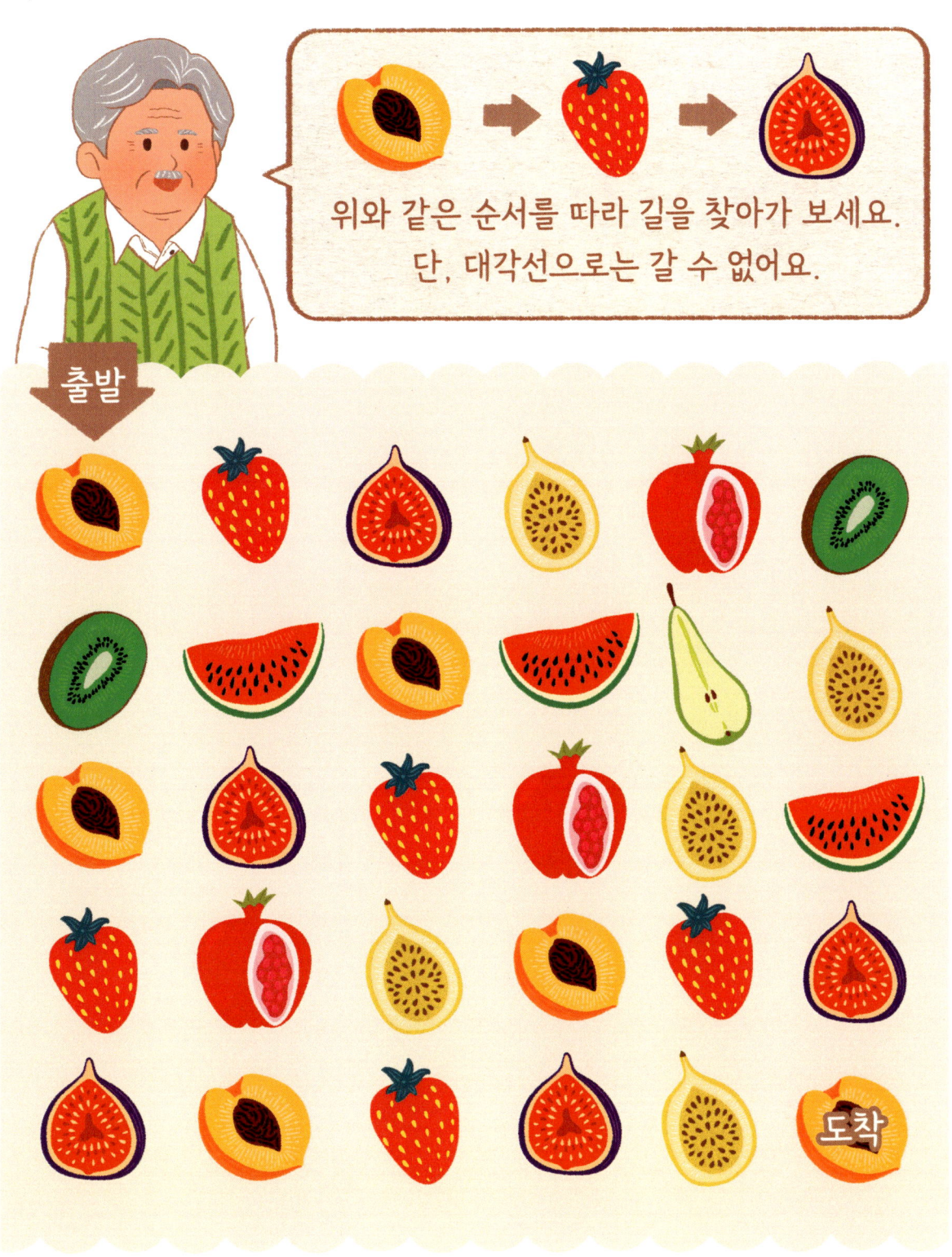

그림 완성하기

네모 모양을 이용해 자유롭게 그림을 완성해 보세요.

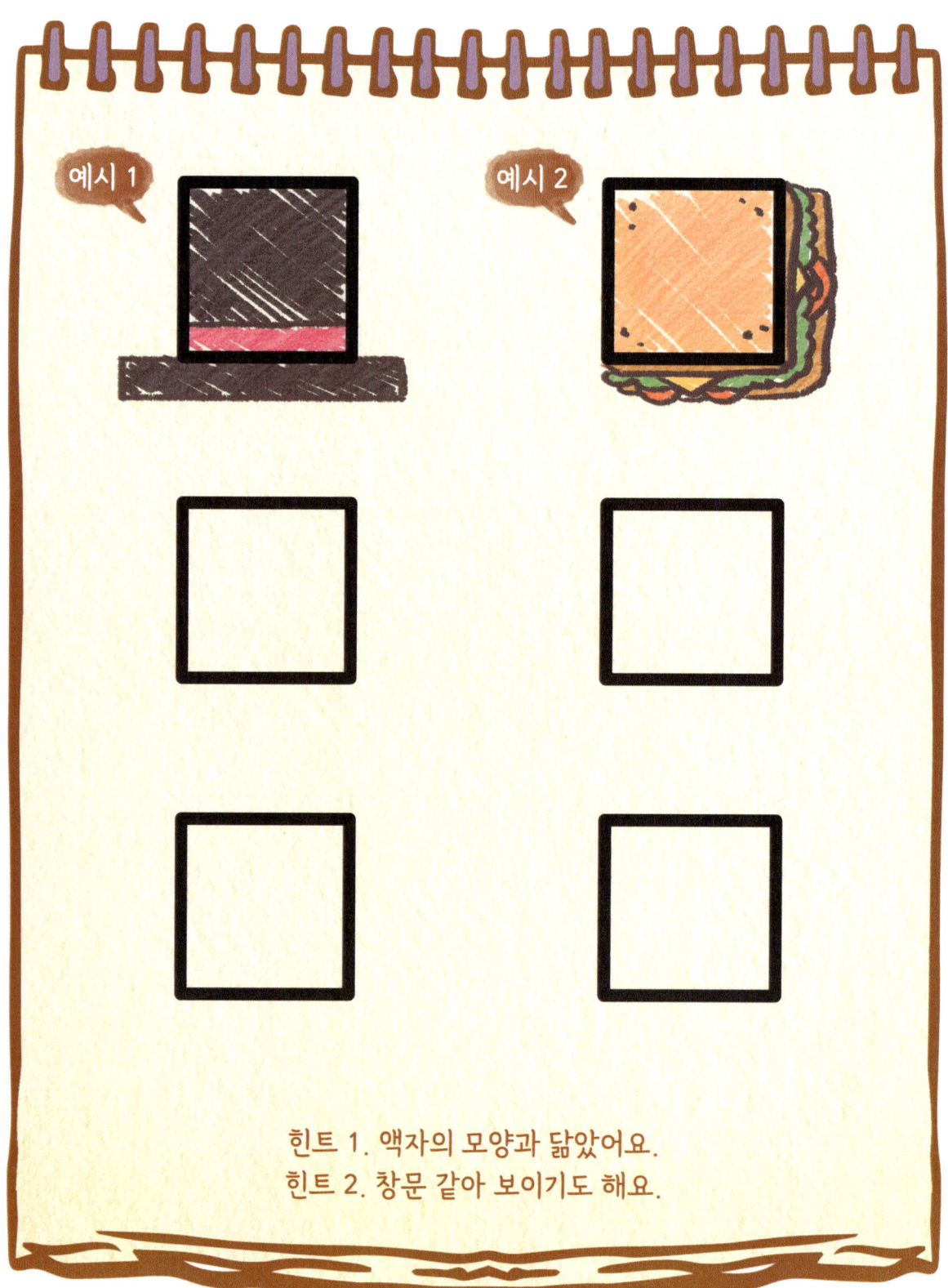

힌트 1. 액자의 모양과 닮았어요.
힌트 2. 창문 같아 보이기도 해요.

| 기억력 훈련 | 년　월　일　요일 |

화분 1

화분들의 모습을 잘 기억하고, 다음 장으로 넘어가세요.

화분 2

앞 장을 잘 기억해 보고, 바뀐 모습 네 군데를 찾아 동그라미 해보세요.

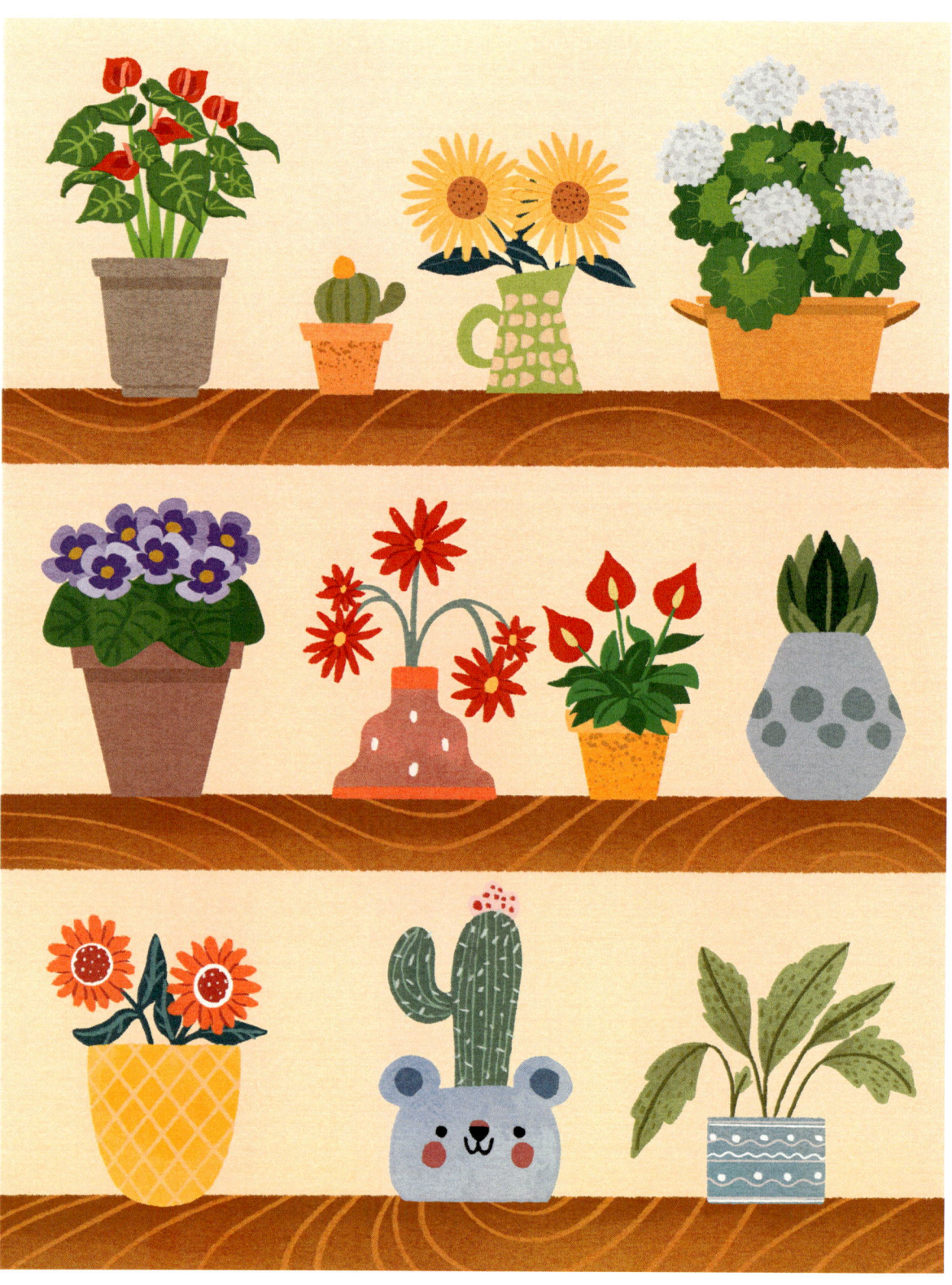

어제 일기

어제의 모습을 떠올리며, 어제의 일기를 적어봐요.

✽ 어제 날씨는 어땠나요?

✽ 어제 기분은 어땠나요? 나의 모습을 그려봐요.
- 😊 좋았어요.
- 😐 보통이었어요.
- 😔 우울했어요.
- 🙂 괜찮았어요.
- 😠 화났어요.
- 😢 슬펐어요.

✽ 어제는 어떤 음식을 먹었나요?

아침: _____

점심: _____

저녁: _____

간식: _____

가장 맛있었던 음식: _____

✽ 어제 어떤 사람을 만났는지 적어보세요.

_____

✽ 어제 어떤 곳에 갔는지 적어보세요.

_____

✽ 어제 무슨 일을 했는지 적어보세요.

_____

_____

정답

p.2
호박, 고추, 양배추
청경채, 오이, 마늘
당근, 양파, 토마토

p.3
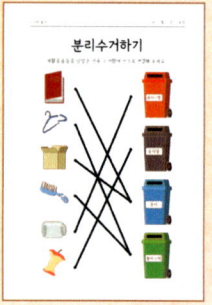

p.5
김치전: 12,200원
떡국: 23,900원
1. 참치캔
2. 소고기
3. 떡국

p.6
무지개, 초승달, 지우개
귀걸이, 개구리, 금요일
개나리, 지하철, 우체국

p.8
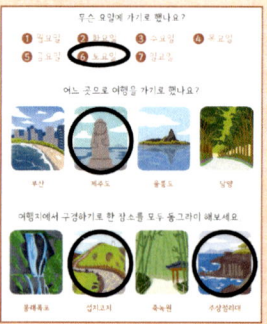

p.9
봄: 진달래, 벚꽃, 민들레,
나비, 개나리
여름: 수박, 에어컨, 선풍기,
아이스크림, 물놀이
가을: 코스모스, 추석, 단풍,
송편, 도토리
겨울: 눈썰매, 난로, 털장갑,
연탄, 김장

p.10
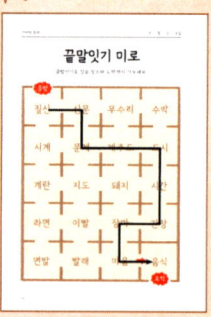

p.11
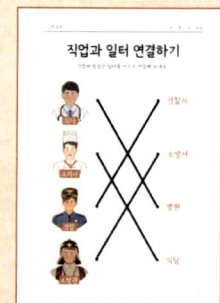

p.13
1. 1,600원
2. 1,800원
3. 2,500원
4. 2,200원
3번

p.14
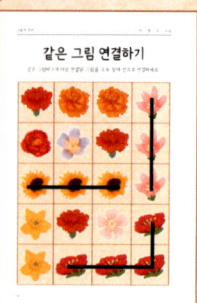

p.15
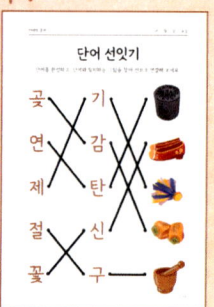

p.16
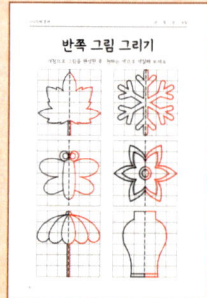

p.17
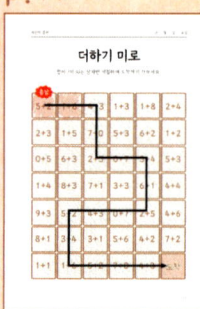

p.18
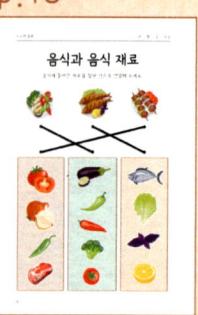

p.19
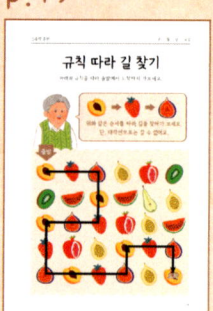

p.22
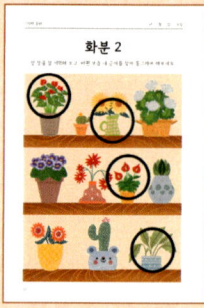

유아부터 성인까지, 시멘토 도서 시리즈로
창의력 팡팡! 두뇌개발 풀가동!

시멘토 시니어 틀린그림찾기 1~10편
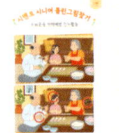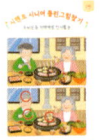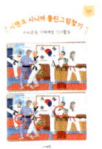

시멘토 시니어 미로 찾기 1~10편
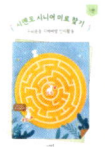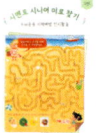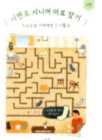

치매예방 인지활동 시멘토 워크북 1~20편
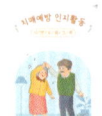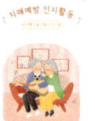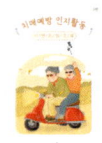

시멘토 시니어 컬러링북 1~20편
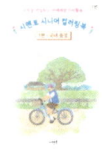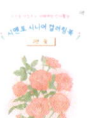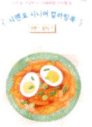

만화로 보는 시멘토 초등국어 속담 1~3편
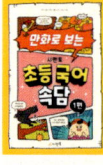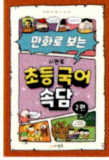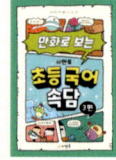

만화로 보는 시멘토 초등국어 고사성어·사자성어 1~3편
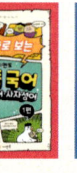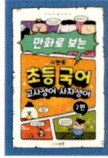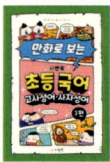

만화로 보는 시멘토 초등국어 어휘력 1~3편
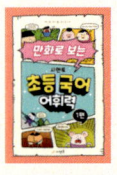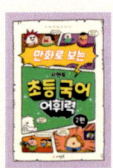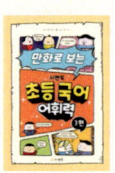

신나게 두뇌회전, 시멘토 종이접기 1~2편
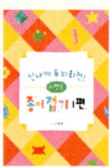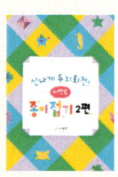

시멘토 똑똑하고 기발한 미로찾기 1~7편
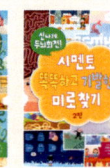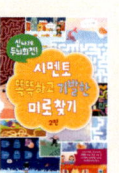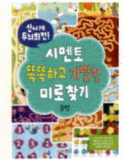

신나게 두뇌회전, 시멘토 숨은그림찾기 1~5편
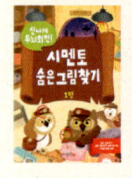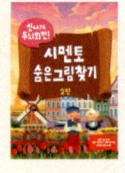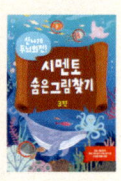

신나게 두뇌회전, 시멘토 틀린그림찾기 1~8편
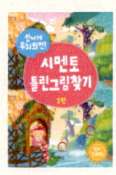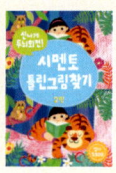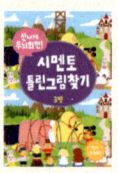

신나게 두뇌회전, 시멘토 미로찾기 1~7편
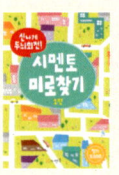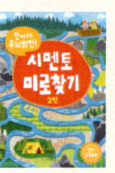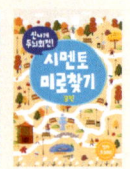

{ 시멘토의 도서 시리즈는 계속해서 출간 중! https://book.symentor.co.kr/ 홈페이지를 확인해 주세요. }

서명 치매예방 인지활동 시멘토 워크북 8편
구성 시멘토 교육연구소
발행처 시멘토 **발행인** 하태훈 **디자인** 시멘토 디자인연구소
본사 주소 서울시 구로구 고척로 228-11 | 서울시 구로구 중앙로13길 29
물류센터 주소 서울시 구로구 중앙로15길 29 지하 1층 B01호
이메일 helpdesk@symentor.co.kr **홈페이지** www.symentor.co.kr
구매문의 070-4246-5477 by@symentor.co.kr

ⓒ시멘토
ISBN 979-11-6408-120-2
본 도서의 콘텐츠는 저작권법에 의해 보호됩니다.
이 책에 실린 글과 그림의 무단 복제와 복사 행위를 금합니다.
잘못된 책은 구입하신 곳에서 바꾸어 드립니다.

printed in Korea

값 5,000원

치매예방 인지활동

시/멘/토/워/크/북

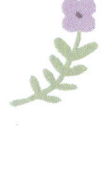
8편

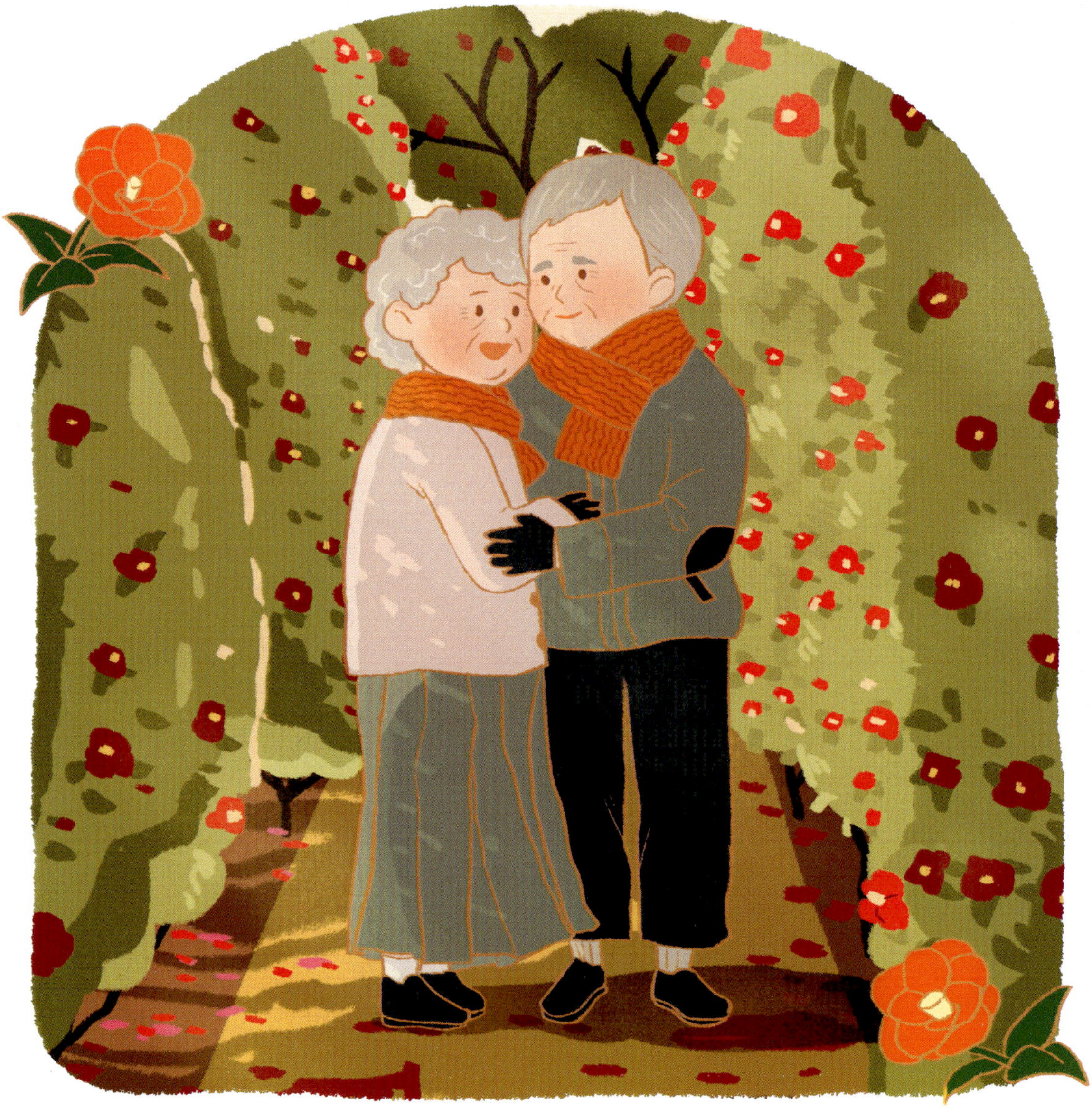

시멘토